GUIDE

DE

L'AIDE-VÉTÉRINAIRE

Angers. — Imp. A. Burdin et Cie, rue Garnier, 4.

GUIDE

DE

L'AIDE-VÉTÉRINAIRE

NOUVELLEMENT PROMU

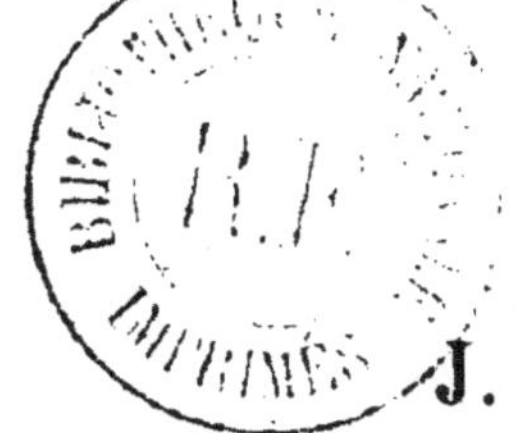

PAR

J. JACOULET

VÉTÉRINAIRE EN PREMIER

PROFESSEUR A L'ÉCOLE D'APPLICATION DE CAVALERIE

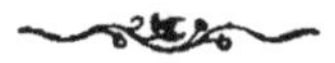

SAUMUR

LIBRAIRIE MILITAIRE DE S. MILON FILS

ÉDITEUR

46, RUE D'ORLÉANS, 46

Fournisseur-Adjudicataire de l'École de Cavalerie

1895

GUIDE

DE

L'AIDE-VÉTÉRINAIRE

NOUVELLEMNT PROMU

ARRIVÉE AU CORPS

Lettre au chef de corps et au chef de service

Aussitôt votre nomination reçue, vous écrirez à votre chef de corps et à votre chef de service. — C'est là un devoir, une marque de déférence due à vos supérieurs, mais non une obligation prévue par les règlements; aussi les lettres dont il s'agit n'ont-elles pas le caractère strictement officiel.

Dans leur rédaction, tout en restant bref et concis, vous éviterez le ton sec que comporte le modèle officiel (XVIII) du règlement sur le service intérieur.

Vous écrirez l'une comme l'autre sur du papier à lettre blanc et de format ordinaire, *le papier de couleur ou de petit format ne s'emploie que pour la correspondance familière.*

La marge ne contiendra aucune indication et la forme sera très respectueuse. Vous commencerez par ces mots : Mon colonel ou Monsieur le Principal, Monsieur le Vétérinaire en premier, etc..., et vous terminerez par une formule de salutation.

Il se peut que vous ne puissiez vous rendre de suite au poste auquel vous êtes appelé, soit que vous soyez momentanément chargé d'un autre service, soit que des besoins impérieux vous retiennent en permission. Dans ce cas vous l'indiquerez.

Votre lettre au chef de corps pourra, par exemple, être conçue en ces termes :

Mon colonel,

J'ai l'honneur de vous rendre compte que je viens de recevoir ma nomination d'aide-vétérinaire au (n°) régiment de... Appelé à l'honneur de servir sous vos ordres, je m'empresse de vous offrir l'expression de tout mon respect et de vous assurer de mon entier dévouement.

Aussitôt relevé du service dont je suis chargé à l'école de cavalerie pendant le mois de septembre..... ou à l'expiration d'une permission de ( ) jours qui m'a été accordée, je m'empresserai de rejoindre mon poste (1).

Je suis avec un profond respect,
Mon Colonel,
Votre très obéissant subordonné.
(*Signature très lisible.*)

Votre lettre au vétérinaire principal et celle à votre chef de service ne différeront pas en substance de la précédente; seulement, en raison de l'échelle spéciale des grades, la formule de salutation sera un peu modifiée. Ces lettres pourront, par exemple, être conçues en ces termes :

Monsieur le Vétérinaire principal,
ou. . . . . le Vétérinaire en premier,

J'ai l'honneur de vous rendre compte que je viens d'être nommé aide-vétérinaire au e régiment de . Appelé à servir sous vos ordres et votre direction, je m'empresse de vous offrir l'expression de mon respect et de vous assurer que je ferai tous mes efforts pour mériter votre bienveillance.

Le reste, comme dans la lettre précédente,

(1) Si rien ne vous retient vous direz que vous rejoindrez votre poste dans les délais qui vous sont fixés.

suivant le cas, sauf que la formule de salutation aura cette forme :

Je suis avec le plus profond respect,
Monsieur le Principal,
ou. . . . avec un profond respect,
Monsieur le Vétérinaire,
Votre très obéissant
ou. . . . votre obéissant subordonné.
(*Signature très lisible.*)

Les lettres ci-dessus, écrites au titulaire du grade ou à l'intérimaire, et non à la personne, doivent toujours être adressées à Monsieur le colonel ou le commandant de tel régiment ou de tel dépôt, à Monsieur le vétérinaire principal directeur de tel ressort, Monsieur le vétérinaire en premier, et non à Monsieur X... colonel, commandant, vétérinaire principal ou en premier.

Forme générale de la correspondance

Toute lettre, même privée, à un supérieur en grade, doit commencer par *mon* précédant la dénomination du grade lorsqu'il s'agit d'un officier de commandement, et par *Monsieur* avant la même dénomination lorsqu'il s'agit d'un officier ou fonctionnaire appartenant à un service auxiliaire.

A un officier de même grade ou de même assimilation, on écrit : *Mon cher camarade.*

Voici, d'ailleurs, les formes généralement adoptées dans la correspondance privée : 1° avec les supérieurs militaires appartenant au commmandement ou à un service auxiliaire ; 2° avec les camarades et les inférieurs ; 3° avec les fonctionnaires civils.

1° *Correspondance avec les supérieurs appartenant au commandement.*

On commence par : Mon Général, Mon Colonel, Mon Commandant, etc., etc.

On termine par l'une des formules de salutations ci-dessous :

Jusqu'au grade de capitaine inclusivement :

Je suis avec respect, mon Capitaine, votre obéissant subordonné.

Pour tous les officiers supérieurs :

Je suis avec un profond respect, mon Colonel *ou* mon Commandant, votre très obéissant subordonné.

Pour tous les officiers généraux ;

Je suis avec le plus profond respect, mon Général, votre très obéissant subordonné.

Dans la correspondance avec les ministres et les maréchaux de France, on doit appeler ces dignitaires : Monsieur le Ministre ou Monsieur le Maréchal.

On termine par la formule de salutation adoptée pour les généraux.

Toutefois, lorsque la lettre s'adresse à un

autre ministre que le ministre de la guerre, on remplace le mot « subordonné » par le mot « serviteur ».

2° *Correspondance avec les officiers ou assimilés des services auxiliaires.* — (Intendants, médecins, vétérinaires, officiers d'administration, etc.).

On commence par : Monsieur (suivi de la désignation du grade ou de l'emploi...

On termine suivant le grade ou l'assimilation par l'une des formules adoptées pour les différents grades d'officiers de commandement, en remplaçant le mot « subordonné » par le mot « serviteur », excepté lorsque la lettre est adressée à un officier ou fonctionnaire du même corps ou du même service : Dans ce dernier cas, il y a subordination immédiate dans la hiérarchie spéciale du corps ou service, et l'expression « subordonné » doit être conservée dans la formule de salutation. C'est ainsi qu'un vétérinaire écrivant à un intendant emploiera l'expression « serviteur », tandis que s'il écrit à un vétérinaire d'un grade supérieur au sien, il devra se servir de l'expression « subordonné ». Le vétérinaire principal ayant le grade le plus élevé du corps, les vétérinaires subalternes le salueront avec le plus profond respect, et le vétérinaire en premier sera salué par ses inférieurs avec un profond respect.

3° *Correspondance avec les inférieurs ou les égaux.*

On commence par : Mon cher Lieutenant, Capitaine, etc..., ou : Mon cher camarade.

On peut terminer ainsi : Veuillez agréer, mon cher Lieutenant ou camarade, l'assurance de mes sentiments dévoués et affectueux ou sympathiques ou de mes bons sentiments.

4° *Correspondance avec les fonctionnaires civils.*

On commence par : Monsieur le Préfet, le Président du tribunal, etc.

On peut terminer ainsi : Veuillez agréer, Monsieur le....., l'assurance de ma considération distinguée, si on a un grade qui a droit aux mêmes préséances, ou l'assurance de ma haute considération, si votre grade vous place au-dessous dans l'ordre des préséances.

Rendus comptes ou rapports d'inférieurs à supérieurs

En principe, dans les rapports d'inférieur à supérieur lorsqu'il s'agit d'affaires de service, on n'informe pas, *on rend compte.* Tout rapport écrit à un chef hiérarchique doit commencer ainsi : J'ai l'honneur de vous rendre compte.

Lorsque des renseignements sont demandés à titre gracieux par un chef hiérarchique sous les ordres duquel on ne se trouve pas, on peut dire qu'on a l'honneur d'informer ou de donner tels renseignements demandés.

Lorsqu'un rapport détaillé est demandé sur un

sujet quelconque, une maladie régnante par exemple, on adopte cette forme : J'ai l'honneur de vous adresser le rapport que vous m'avez demandé sur ou au sujet de, etc., etc.

Il va de soi d'ailleurs que pour ces pièces officielles on se conforme strictement aux modèles fixés par le Règlement sur le service intérieur.

Visites à l'arrivée et au départ

Il est indispensable d'arriver complètement et réglementairement habillé et équipé, de façon à pouvoir porter de suite la petite tenue, la tenue du jour et la grande tenue. (Voir art. 269 du service intérieur.

Le service intérieur (art. 230) et le règlement sur le service des places (art. 311) prescrivent les visites absolument réglementaires et la tenue dans laquelle elles doivent être faites. Les autres sont commandées par les convenances.

La première visite sera pour votre colonel ou votre chef de corps.

Mais d'abord, le matin de votre arrivée, vous vous présenterez au rapport, après être allé saluer, dès la première heure. dans son service, votre chef immédiat, qui pourra peut-être vous accompagner. Si votre chef de service est absent ou empêché, vous prierez le vétérinaire en second de vous indiquer l'heure du rapport du colonel afin de vous y rendre.

Pour cette présentation au rapport vous serez en tenue du jour. Aussitôt après, vous remettrez votre titre de permission ou votre feuille de route soit au capitaine trésorier, soit au bureau de la Place suivant les usages locaux.

Dans l'après-midi (de 3 heures à 5 heures), vous ferez votre visite en grande tenue au Chef de corps. — Soyez très correct — pas de chaîne de montre, de breloques, de col non réglementaire, pas de chaussures fantaisistes, — ayez des sous-pieds, etc.

Vous ferez également, le premier jour, une visite en grande tenue à votre chef de service et, autant que possible, aux officiers supérieurs.

Cette première visite aux autorités dont vous relevez a une grande importance. Elle produira, selon la manière de vous présenter et de vous tenir, une impression bonne ou mauvaise. A vous de causer avec mesure et modestie, mais sans excès de timidité; d'avoir l'aisance suffisante sans affectation et surtout sans trop d'aplomb (le trop grand aplomb est incompatible avec la respectueuse réserve qu'un chef aime à rencontrer chez un inférieur jeune et surtout qui débute.)

Votre chef de service est l'homme sous les ordres et la direction duquel vous allez apprendre à servir, avec lequel vous serez en contact tous les jours. D'avance sa bienveillance vous est acquise ; il est prêt à vous bien juger. Efforcez-vous de gagner de suite sa sympathie par votre attitude, par la confiance que vous inspire son expérience, par votre empressement naturel (et non forcé) à l'assurer de votre dévouement, à lui témoigner la déférence due à son âge, son grade et ses services.

S'il y a un général de brigade et un général de division dans la garnison, vous leur ferez visite le premier ou le deuxième jour. Dans le cas où ils ne résideraient pas dans la garnison, vous vous informeriez de ce qui se fait habituellement.

Au vétérinaire principal, directeur du ressort dont fait partie votre corps, vous ferez visite dès le premier jour de votre arrivée, ou vous adresserez votre carte, suivant le cas.

Enfin, vous ne négligerez pas de faire visite au commandant d'armes et au major de la garnison, que ces autorités soient ou non de votre régiment ou de l'arme à laquelle vous appartenez.

Les jours suivants, et le plus tôt possible, vous ferez visite à tous les officiers du corps que vous n'aurez pas encore vus. Beaucoup vous prieront de ne pas vous déranger ; vous les en remercierez et ne manquerez pas néanmoins d'accomplir votre devoir vis-à-vis de tous, sous-lieutenants aussi bien que capitaines.

Pour vos visites, vous trouverez les adresses

de tous les officiers au corps de garde de police ; vous en demanderez la liste à l'adjudant de semaine ou au maréchal des logis de garde, soit que vous vous adressiez directement à l'un ou à l'autre pour l'en prier, soit que vous le fassiez par l'intermédiaire du vétérinaire en second, votre camarade et guide naturel, que vous aurez visité un des premiers et qui s'empressera de vous donner tous les renseignements dont vous pourrez avoir besoin.

En tous cas, vous prierez qu'on vous indique les officiers mariés. Chez ceux de ces derniers où vous ne serez pas reçu, vous laisserez deux cartes, quoique votre première visite soit plus particulièrement pour l'officier que pour sa famille.

La première fois que vous rencontrerez ensuite l'officier que vous n'aurez pas vu chez lui, vous exprimerez vos regrets en vous faisant présenter ou en vous présentant vous-même si ce n'est déjà fait.

Lorsque vous serez installé et aurez pris vos habitudes de régiment, il sera bien de vous informer du jour où restent chez elles les femmes d'officiers. Il est nécessaire que vous les connaissiez, afin de pouvoir leur rendre les devoirs de politesse qui leur sont dus.

Étant en visite, si vous rencontrez un officier d'un grade supérieur au vôtre, votre devoir est de le saluer aussitôt après la maîtresse de maison et autres dames.

En dehors des préséances commandées par le grade ou la situation officielle d'un fonctionnaire, il ne faut pas oublier l'ordre des préséances qu'impose l'âge des personnes.

Les dames, sans distinction d'âge, passent toujours les premières, excepté lorsqu'on se trouve chez ou en présence de personnages officiels haut placés.

Cavalier-ordonnance

Dès le jour ou le lendemain de votre arrivée, vous demanderez au vétérinaire en second ou à un autre camarade de table quel est l'escadron désigné pour fournir les ordonnances de l'état-major.

Vous vous adresserez ensuite au maréchal des logis chef dudit escadron pour qu'il vous indique un cavalier susceptible de faire un bon ordonnance : le maréchal des logis de peloton ou le brigadier de chambrée complétera ces renseignements que vous demanderez toujours à titre de service gracieux. Après les avoir recueillis et appréciés, vous prierez le capitaine commandant l'escadron de vouloir bien affecter provisoirement à votre service le cavalier de votre choix. Puis au bout de quelques jours vous le demanderez définitivement comme ordonnance, ou vous en choisirez un autre. Mais il faudra toujours que votre choix ait été consenti par le capitaine commandant, avant de faire votre demande au colonel par la voie du rapport journalier du vétérinaire chef de service.

L'ordonnance n'est pas un domestique, mais un soldat attaché à votre service pour l'entretien de vos effets, les soins de votre cheval, de votre harnachement et de votre logement. (Voir à ce sujet l'art. 267 du service intérieur.) Vous le traiterez donc en conséquence et éviterez d'avoir pour lui des exigences trop en dehors du cadre des obligations qui lui incombent. Son éducation, au point de vue des soins à donner à vos effets d'habillement, d'équipement et de harnachement, sera presque toujours à faire. Vous le surveillerez et le dirigerez de près au début.

Combien d'officiers n'ont-ils pas vu disparaître en un jour la dorure de leur sabre pour avoir négligé de dire à un nouvel ordonnance que les choses dorées, argentées, nickelées, ne s'astiquent pas !

Une fois que vous l'aurez initié à tout le service, vous vous montrerez exigeant, ferme en même temps que bienveillant, prêt à punir après avertissement infructueux aussi bien qu'à encourager par un bon mot.

Mais gardez-vous de reproches violents, d'expressions blessantes, qui seraient de mauvais goût avec un domestique et sont contraires à la discipline avec un soldat-ordonnance.

Exigez que vos aciers (sabre, bride, éperons, étriers, etc...), vos cuivres, vos boutons, votre harnachement, soient parfaitement astiqués; que vos bottes soient cirées de façon à reluire comme un vernis; qu'on ne voie jamais de taches ni de poussière sur vos effets; et surtout que votre cheval soit pansé irréprochablement.

Si vous croyez que dans le début votre ordonnance pèche par ignorance, montrez-lui à faire, assurez-vous qu'il est bien outillé, puis, s'il persiste à négliger ses devoirs, punissez sans éclat (Voir au sujet du droit de punir l'art. 293 du service intérieur), et, si la première punition se montre insuffisante, n'allez pas en général jusqu'à la seconde, demandez un autre cavalier. Mais en tout ceci mettez du vôtre, donnez-vous la peine de dresser un homme à son nouveau service; n'oubliez pas que les trois quarts des ordonnances sont ce que l'officier les fait.

Que par indifférence ou négligence vous ne laissiez jamais sous les yeux et la main de votre ordonnance des correspondances, de l'argent, qui pourraient exciter sa curiosité ou sa convoitise. On a vu des hommes devenir de mauvais serviteurs, arriver même devant un conseil de guerre ou un conseil de discipline, pour avoir été tentés ainsi. Peut-être seraient-ils demeurés intègres s'ils avaient vécu de la vie commune à leurs camarades. D'ailleurs la négligence dont il s'agit peut conduire l'officier à un soupçon mal fondé. Et la seule possibilité d'une erreur en pareille matière suffit pour motiver l'importance que nous attachons à notre recommandation.

Pension. — Café

Dès le jour de votre arrivée vous mangerez à la pension. Le matin, après vous être présenté au rapport, vous prierez le vétérinaire en second ou au besoin votre chef de service de vous y accompagner et de vous présenter au président de la table des lieutenants et sous-lieutenants ; celui-ci vous présentera ensuite à tout le monde de la table.

On fêtera peut-être votre bienvenue par un verre de vin fin — c'est là du moins un usage assez suivi — vous n'avez pas à rendre cette politesse ; si on porte votre santé, vous remerciez simplement.

En sortant de la table, on vous invitera à prendre le café dans une salle spéciale, plus ou moins éloignée de la pension, et où se réunissent ordinairement les officiers de tous grades. Ce pourra même être un cercle commun à plusieurs corps. En y entrant, vous prierez le président de votre table de vous présenter aux officiers supérieurs, s'il y en a, et à tous les officiers du régiment vis-à-vis desquels vous n'auriez pas encore accompli cette formalité.

Le toast qu'on vous a porté au premier repas pris à la table n'est pas une réception ; selon les régiments, les réceptions se font à l'arrivée, au bout de quelques jours ou au départ. Pour éviter un excès de dépense on attend l'occasion de recevoir plusieurs officiers en même temps. On invite alors à un dîner de réception à votre intention tous les officiers de la table (mariés ou non). Les frais en sont payés sur les extras généraux : l'officier reçu ne rend pas.

Vous pourrez être prié à déjeuner ou à dîner par les autres tables que la vôtre ; vous accepterez et vous vous rendrez ponctuellement à l'invitation.

Lorsque tous les officiers du régiment mangent en mess, les formalités sont les mêmes, sauf que, le président étant l'officier le plus élevé en grade de ceux qui vivent à la table, vous ne pouvez le prier de vous présenter aux officiers. Vous vous adressez alors à celui de vos camarades que vous connaissez le mieux ou au plus ancien lieutenant.

Logement

Dès votre arrivée, le vétérinaire en second et vos camarades de table vous donneront des renseignements sur les logements et vous indiqueront les prix usuels.

Autant que possible vous chercherez à vous

loger à proximité du quartier, afin qu'on vous trouve plus vite lorsque vous serez de service, et que vous ayez vous-même moins de chemin à faire pour venir aux heures de convocation.

Il ne faut pas lésiner sur le prix du logement, car un peu de largesse de ce côté est souvent une économie. Et d'abord un officier doit être logé très dignement, dans une maison bien fréquentée. Plus cette habitation sera confortable, gaie, mieux il s'y plaira, et plus il sera tenté d'y revenir aux heures inoccupées par le service, au lieu de perdre son temps et son argent au café ; il contractera ainsi facilement des habitudes de travail, de lecture, qui lui seront profitables à tous égards. Vous n'hésiterez donc pas à payer un peu plus cher pour être mieux logé, tout en vous gardant de vous lancer dans un luxe hors de proportion avec vos ressources.

Vos premières visites vous seront rendues dans le logement que vous aurez pris à votre arrivée. Il importe que vos chefs y trouvent les éléments d'une bonne appréciation relativement à votre caractère, vos goûts, votre éducation, etc., etc...

Équipement. — Choix d'un cheval

Vous êtes arrivé au régiment habillé, mais non complètement équipé ; il vous manque une partie de l'armement (le revolver) et sans doute le harnachement.

Il faut sans retard vous mettre au complet. Et le mieux est de vous adresser aux chefs ouvriers du corps, qui ont des tarifs arrêtés après discussion par une commission d'officiers. Cependant, pour la selle anglaise, si vous tenez à la marque du bon faiseur, vous pourrez avantageusement vous adresser à Beck. Ce qui est pris chez lui n'a que l'inconvénient de coûter très cher ; peut-être trouve-t-on une large compensation dans la durée des effets. A l'école de cavalerie, chez le sellier, on trouve aussi de très bons harnachements d'ordonnance et anglais. On vous conseillera peut-être d'acheter un harnachement d'occasion. A moins qu'il ne s'agisse d'effets presque neufs, le tout neuf sera toujours plus propre et aussi économique, car il vous servira pendant toute votre carrière ou à peu près ; puis ce sera fait ou choisi pour vous, à votre taille et à votre conformation : avantages incontestables.

Pour le choix de votre cheval, vous prendrez le temps nécessaire sans toutefois dépasser une limite raisonnable, afin d'éviter au colonel l'obligation de vous fixer un délai (1).

Les officiers peuvent choisir parmi tous les chevaux disponibles du régiment qui ont atteint

(1) Voir le titre VII de la 4e partie du *Recueil législatif et administratif, à l'usage des vétérinaires militaires*, par J. Jacoulet : *Remonte des vétérinaires.*

l'âge de 6 ans. Vous prendrez des renseignements auprès du vétérinaire en second et de vos camarades de table, puis, lorsque vous aurez des vues sur un cheval, vous demanderez au capitaine commandant l'escadron l'autorisation de l'essayer; lorsqu'après en avoir essayé plusieurs vous aurez jeté plus particulièrement votre dévolu sur un, vous demanderez au chef de corps l'autorisation de le garder quelques jours à titre provisoire pour pouvoir l'apprécier complètement. — Vous en ferez ensuite définitivement la demande par la voie du rapport journalier de l'infirmerie. Vous vous garderez d'ailleurs de vous laisser aller à un enthousiasme prématuré sur la valeur de votre nouvelle monture. Enfin vous ne perdrez pas de vue qu'il appartient au colonel de juger si tel cheval convient à l'officier, et qu'il peut lui en désigner un d'office dans le cas où ceux présentés ne paraîtraient pas convenir à l'officier.

La décision ministérielle du 1er septembre 1878, 2e S., P. 233, dispose que les chevaux de tête de robe grise seront attribués autant que possible aux intendants, aux médecins et aux vétérinaires, et que les officiers pourront présenter aux Commissions de remonte de leurs régiments des chevaux destinés à leur usage (de l'âge de 5 à 8 ans).

La note ministérielle du 19 novembre 1884, 2e S. R., P. 790, autorise les commissions de remonte régimentaires à acheter, dès l'âge de

4 ans, les chevaux de pur sang que les officiers pourront se procurer dans le commerce et qu'ils destinent à leur usage. Ces chevaux devront être prêts à faire un bon service.

DEVOIRS

Devoirs vis-à-vis de ses chefs

Au-dessus de tout, l'éducation militaire doit se traduire par une obéissance et un respect constants de l'inférieur vis-à-vis de ses supérieurs.

Mais entre tous les chefs il en est un qui a particulièrement droit à vos égards, c'est votre chef direct, votre chef de service.

Vous vous efforcerez donc en toute circonstance d'exprimer votre dévouement, votre attachement au vétérinaire en premier par une grande déférence, une confiance entière et de l'empressement dans tous les détails du service.

Dans l'intérêt du service, comme dans celui de la vie en commun à laquelle ils sont appelés, les vétérinaires d'un même corps doivent vivre en parfaite harmonie. Toute mésintelligence entre eux est d'un fâcheux effet aux yeux des autres officiers, surtout du commandement, et la responsabilité en retombe toujours sur le plus jeune.

Quel que soit votre vétérinaire en premier comme homme, vous devez avant tout voir en lui *le chef* et vous efforcer par des égards de prendre place dans son affection.

« La supériorté de l'éducation, rappelez-vous-le, n'est pas dans la critique : elle est dans l'observation continuelle des règles de la politesse, ne serait-ce que pour imposer celle-ci autour de soi. Tel du reste qui pardonne des infractions ne saura pas toujours oublier un manque d'égards ou d'attention. »

Dans vos rapports de service aussi bien que dans vos rapports privés avec des supérieurs, gardez-vous de toute obséquiosité comme de toute raideur ; surtout ne vous départez jamais des devoirs de discipline et de convenance en tenant tête à votre chef, même lorsque vous croirez avoir raison.

On n'a pas de tort plus grand que celui de se donner raison contre ses chefs.

Devoirs vis-à-vis des inférieurs

Les vétérinaires n'ont pas de commandement à exercer, mais ils sont appelés à avoir sous leurs ordres, dans certaines parties du service, des sous-officiers, brigadiers et cavaliers.

En principe, il ne faut pas avoir plus de familiarité avec ceux qui doivent le respect qu'avec ceux à qui on le doit. Vous serez bref avec le soldat et vous lui parlerez toujours sur ce qu'on est convenu d'appeler le ton militaire; s'il a commis une faute, vous le rappellerez à l'ordre sèchement, mais sans emportement, et surtout en évitant de laisser échapper des mots blessants. Si vous jugez qu'il y ait lieu d'appliquer une punition, vous l'annoncerez à l'intéressé.

Avec les sous-officiers, vous aurez toujours des formes polies, de façon à ce que le soldat, frappé des égards accordés à ses chefs à tous les degrés de la hiérarchie, ait pour eux le respect qu'exige la discipline.

Vous éviterez d'une manière absolue de faire aux sous-officiers et brigadiers des reproches, ou de leur infliger quelque humiliation devant leurs inférieurs.

Les réprimandes et les observations doivent leur être adressées à part, à moins de circonstances rares et tout exceptionnelles où l'intérêt de la discipline demande que la répression soit faite devant la troupe.

Les maréchaux ferrants se trouvent sous les ordres et la direction des vétérinaires en ce qui concerne la manière de ferrer, ils seront vos auxiliaires dans la plupart des détails de votre service; à ce titre vous devez étudier leur caractère, leur conduite, leurs aptitudes, les services rendus antérieurement, leur ancienneté, afin de traiter chacun en conséquence.

Dire une bonne parole, aiguiser adroitement l'amour-propre, sera pour celui-ci un excellent moyen d'émulation.

Au contraire une main inflexible, des reproches fermement adressés et à propos, seront nécessaires à tel autre qui a tendance à se laisser aller.

S'il vous arrivait, dans un moment de vivacité, d'avoir injustement blessé un inférieur, n'hésitez pas à aller à lui et à témoigner de votre regret par quelques bonnes paroles sans faire allusion à ce qui s'est passé.

De même, si vous aviez fait à un subordonné une observation mal fondée, avouez franchement votre erreur devant tous, sous peine de voir votre autorité ébranlée.

Lorsque vous croirez qu'un de vos inférieurs a été mal jugé, puni à tort, plaidez pour lui chaudement, mais avec convenance et dans la limite d'influence que vous donne votre grade.

Un supérieur doit savoir, même à son préjudice, soutenir et défendre ses inférieurs; mais d'un autre côté prendre fait et cause pour eux à tout propos serait une grosse faute.

Si un sous-officier ou soldat ne vous salue pas, gardez-vous d'exercer bruyamment votre autorité en public.

L'officier qui n'est pas salué par un inférieur doit en faire l'observation directement, sans bruit, sans que les passants s'en aperçoivent; s'il reconnaît qu'il y a eu intention manifeste, il demande le nom du militaire ou le numéro matricule de sa coiffure; il peut même prendre ce numéro en cas de refus, mais en évitant tout mouvement de colère. Puis il annonce qu'il inflige ou va demander une punition. (Dans ce cas les vétérinaires ne punissent pas directement, mais demandent une punition.) — (Service intérieur art. 293.)

Devoirs vis-à-vis de ses camarades

« C'est à la pension surtout que se produisent vos obligations vis-à-vis de vos camarades; c'est là que vous êtes appelé à vous faire connaître et aussi à connaître ceux avec lesquels vous vous lierez plus intimement. C'est là que toutes les petites passions s'agitent; c'est là que l'on discute les ordres et que les chefs sont mis sur le tapis : ne prenez aucune part à ces critiques dans vos commencements surtout, elles siéent mal à celui qui débute. Plus tard, quand vous connaîtrez tout le monde et que vous serez connu, vous pourrez vous mêler à ces conversations, mais pour soutenir le chef attaqué, si vous jugez qu'on l'attaque injustement, non pour aider à l'attaquer si vous jugez qu'il mérite le mal qu'on dit de lui. »

Ne parlez qu'avec mesure. Évitez de faire étalage d'érudition, surtout au point de vue professionnel. Dans les conversations où vous pourrez utiliser vos connaissances, apportez du tact et de la modestie. Ne provoquez jamais de causerie sur un sujet de votre compétence spéciale, attendez qu'on vous y convie, et soyez toujours sobre, donnant votre avis si on le demande, relevant doucement une erreur commise, mais n'entrant jamais dans une discussion où, les armes n'étant pas égales, vous triompheriez sans gloire ou perdriez maladroitement le prestige de votre instruction spéciale.

Quelque studieux et instruit que vous soyez, gardez-vous de trancher du savant et de chercher à briller par-dessus vos camarades.

Les discussions sur les règlements reviennent souvent aux tables d'officiers ; n'y prenez aucune part, à moins qu'il ne s'agisse de votre service ou de votre corps, et encore, dans ce cas, bornez-vous à apporter votre opinion et ayez soin de vous retirer dès que votre contradicteur se passionne.

Plus encore que des discussions sur les règlements, gardez-vous de celles sur la politique et sur la religion. Elles sont toujours scabreuses en raison du peu de calme qu'on y apporte généralement et de la difficulté qu'elles offrent à une entente. Ces sujets de conversation doivent être bannis absolument des réunions et réservés pour le tête-à-tête.

Si on cause cheval, équitation, écoutez avec

attention ceux qui ont l'autorité de l'expérience, et sachez que vous avez beaucoup à apprendre d'eux.

Ne cherchez pas à imposer une opinion puisée dans les livres ; elle n'aurait aux yeux de personne le poids de celle basée sur la pratique.

N'affichez aucune prétention en équitation, car votre éducation n'est qu'ébauchée sur ce point ; cherchez au contraire à vous instruire en causant avec les officiers habiles et en montant avec eux.

Si des critiques sont formulées contre le service vétérinaire, ne les prenez jamais comme personnelles, à moins que vous n'en ayez la complète assurance ; et si vous savez pertinemment qu'elles sont mal fondées, dites-le simplement avec les raisons à l'appui, mais sans aller plus loin.

« Enfin, recommandation essentielle : si l'union n'est pas parfaite entre les officiers, s'il existe des coteries, gardez-vous de prendre parti pour un groupe quelconque. Il faut être bien avec tous.

« Avec tous aussi évitez la familiarité ; elle ne se montre pas généralement en bonne compagnie (1). »

Mais soyez aimable, prévenant, d'un commerce

(1) *Conseils à un jeune officier de Saint-Cyr.*

agréable, évitez autant la froideur qu'un ton démonstratif qui serait obséquieux.

Devoirs vis-à-vis de soi-même

Il a déjà été dit que c'est par les choses extérieures que vos chefs formeront leur premier jugement sur votre compte. A ce titre, votre tenue fixera tout d'abord leur àttention, et cette attention se soutiendra pendant toute votre carrière. Si votre tenue est belle, elle fera passer sur bien des petits défauts ; si elle est seulement passable, à fortiori mauvaise, il faudra de bien grandes qualités pour vous la faire pardonner.

Pénétrez-vous donc bien de la nécessité d'une bonne tenue : par elle, vous vous élèverez aux yeux de vos chefs, vous ajouterez au respect et à la considération de vos inférieurs, vous contribuerez à la bonne réputation du corps dont vous faites partie et dont tous les membres sont solidaires. — Votre tenue doit toujours être soignée, dans le service, dans le monde, partout enfin. Mais suivant le cas, tout en étant correcte, il n'y a pas nécessité à ce qu'elle soit également brillante.

Dans les détails du service de l'infirmerie, surtout le matin, et pour monter à cheval, vous pourrez porter des effets défraîchis, raccommodés même, pourvu qu'ils le soient proprement et n'aient ni taches ni parties en désordre.

Dans l'après-midi, ou du moins pour la tenue du jour, il faut avoir des effets plus frais.

Enfin pour la tenue du dimanche, les visites, la grande tenue, des effets extrêmement propres et frais sont de rigueur. — Un officier doit autant que possible posséder trois tenues. — Ayant ainsi des effets appropriés au temps, aux différents services, et prenant soin de sa garde-robe, l'officier sans fortune arrive, en dépensant modérément, à avoir une tenue toujours irréprochable, tout aussi bien qu'un officier moins soigneux et moins ordonné qui dépense beaucoup.

L'expression « tenue » ne s'attache pas exclusivement à la façon d'être vêtu ; il s'y ajoute aussi la manière d'être en général, le maintien, les formes, le ton, la fréquentation de personnes et de lieux, l'observation des règles de la bienséance.

On dit d'un officier qu'il a de la tenue, lorsqu'il est bien sous tous ces rapports.

Ayez donc de la tenue en toutes circonstances: au café, au théâtre, en ville, par déférence pour vos chefs et par respect pour votre uniforme ; à la pension, par égard pour vos camarades et les étrangers qu'ils pourraient amener à la table ; devant la troupe, dans l'intérêt de votre dignité, de votre considération, du respect que vous devez imposer; chez vous, pour vous-même et les personnes qui pourraient vous y venir voir. En toute occasion exigez beaucoup de vous. Plus les circonstances où votre bonne tenue se produira seront de peu d'importance, plus favorablement on vous jugera.

Ne croyez pas qu'il soit indifférent d'avoir du laisser-aller chez vous, d'y être débraillé sous prétexte que c'est le seul instant où vous puissiez vous mettre à l'aise. On ne saurait trop vous répéter que là, comme en toutes circonstances, il faut de la tenue, toujours et dans la plus large acception du mot.

Les inconvénients, les dangers même d'une fréquentation trop grande du café, ceux du jeu et des dettes qui en sont la conséquence, sont assez connus pour qu'il ne soit pas nécessaire d'insister beaucoup à leur sujet — (*Voir art.* 395 *du service intérieur*). — Cependant, quant aux dettes, il est dans l'armée une tradition d'honneur que vous ne pouvez pas ignorer, c'est que jamais elles ne doivent s'étendre à la pension ni au logement. Moins excusables encore seraient-elles si elles venaient à être contractées vis-à-vis d'un inférieur.

Le payement de la pension et celui du logement sont choses sacrées. La raison en est que pour ces deux nécessités, l'officier, avec ses faibles appointements, est obligé de chercher des prix modiques, et qu'il ne les trouverait pas si restaurateurs et propriétaires n'avaient la certitude d'être exactement payés à la fin du mois.

Un sentiment de solidarité vous fera donc un impérieux devoir d'acquitter, le jour même où vous recevrez vos appointements, le prix de votre pension et de votre logement. Pour la pension, ce devoir vous est encore imposé par cette considération que la responsabilité du plus ancien de la table est engagée, celui-ci étant ordinairement chargé de fournir à cet égard son attestation au lieutenant-colonel — (*Art. 394 du service intérieur*).

Tous les officiers n'ont pas une fortune suffisante pour régler sur-le-champ les dépenses que nécessite leur équipement. Mais le devoir de payer par acomptes réguliers, au fur et à mesure que les moyens vous en seront offerts, les dettes contractées de ce chef, est d'autant plus impérieux que vos ressources, en surplus de vos appointements, sont plus restreintes.

Tout d'abord, en entrant dans l'armée, vous avez l'obligation morale de ne pas donner une destination autre à l'indemnité qui vous est allouée comme première mise d'équipement. En dehors de cette somme, que vous verserez ensuite intégralement à vos fournisseurs, une habitude excellente — nous dirions volontiers nécessaire — à prendre est de verser mensuellement 5 pour 100 de ce que vous devez à vos fournisseurs. Dans beaucoup de corps, le colonel fixe le tant pour 100.

Vous ne sauriez trop vous mettre en garde contre l'accumulation de gros crédits, car ils deviennent très difficiles à acquitter, font la boule de neige par le cumul des intérêts et les additions de chaque instant, et conduisent fatalement l'officier sans fortune aux dettes criardes d'abord, puis aux réclamations qui en sont la conséquence, et souvent à la mise en non-activité. Enfin l'officier qui a des dettes est toujours plus mal servi des fournisseurs que celui qui paye comptant. Apportez donc beaucoup d'ordre et de régularité à régler vos affaires; faites-en un point d'honneur capital : ce sera la sauvegarde de votre tranquillité, de votre dignité, de l'estime des autres pour vous. D'ailleurs, vous devez au corps dont vous faites partie de ne pas porter la plus faible atteinte à la considération qu'il sait s'attirer et dont il vous fait profiter : il y a là un sentiment de haute solidarité qui doit vous aller au cœur.

L'étude, le monde, le cheval, sont des préservatifs contre le *café*, le *jeu*, les *dettes*, les *mauvaises relations*.

L'étude. — C'est par elle que vous cultiverez votre esprit, que vous agrandirez vos connaissances générales et spéciales. Lisez beaucoup et de bons ouvrages : littérature, histoire, sciences, arts; mettez à contribution la bibliothèque du corps, vous y trouverez des livres intéressants;

ne manquez pas de vous tenir au courant des publications périodiques sur la médecine vétérinaire, d'étudier les ouvrages dont le ministre de la guerre prescrit ou autorise l'achat, etc.

Dans la plupart des villes, il y a une bibliothèque, souvent fort bien composée; fréquentez-la.

Que la visite journalière de l'infirmerie soit pour vous une clinique où vous vous efforcerez d'appliquer et de contrôler vos connaissances théoriques, de compléter votre acquit et de développer vos moyens, par une application raisonnée et sérieuse de tous les instants. N'oubliez pas qu'on apprécie beaucoup les jeunes vétérinaires studieux, qu'il en est fait mention dans leurs notes, que des récompenses peuvent être accordées aux travaux méritants qui sont adressés hiérarchiquement au ministre.

Le monde. — Sans vous y jeter inconsidérément, ne le fuyez pas : jeune, vous y trouverez une bienveillance d'autant plus grande que votre attitude sera modeste et réservée. La sévérité n'atteint que le jeune homme présomptueux et étourdi qui élève la voix au-dessus de celle des autres, qui parle à tout propos et qui décide de tout; celui-là, aussi bien dans le monde que dans les réunions d'officiers, ne trouve aucune sympathie. Mais évitez ce travers, écoutez bien, parlez peu et à propos : efforcez-vous de prendre les habitudes et toutes les manières des gens bien, prenez plaisir aux conversations de ceux qui ont de l'expérience, ne faites des observations que pour vous instruire, remerciez des avis qui vous seront donnés et étudiez-vous à en profiter.

Dans ces conditions, la fréquentation du monde vous créera des relations agréables et utiles qui charmeront vos loisirs et vous attacheront à la garnison. Pour y rentrer, vous vous informerez auprès des officiers, vos camarades, des personnes que l'on visite (fonctionnaires ou autres), et apporterez la plus grande circonspection dès que vous voudrez sortir de la sphère militaire.

Dans vos relations avec le monde comme avec les officiers, ne soyez pas trop susceptible; si un homme marié ne vous rend pas exactement une visite faite à sa femme, contentez-vous de l'excuse qu'il vous en fera, et n'en soyez ni moins poli ni moins prévenant. Allez de temps en temps faire visite aux personnes du monde que vous connaîtrez et aux femmes d'officiers, mais ne soyez pas d'une assiduité exagérée qui pourrait être prise pour de l'obséquiosité. En tout, apportez beaucoup de tact, observez et écoutez beaucoup et faites-en votre profit.

Si l'on vous rend quelques visites, soyez toujours en mesure de les recevoir dignement.

Toute visite doit être rendue dans les huit jours.

Le cheval — Pratiquez-le le plus possible, vous y trouverez nombre de satisfactions et d'avantages de toutes sortes. L'équitation est une récréation très utile qui offre sans cesse un charme nouveau au lieu de lasser, et qui ne peut être que profitable.

Dans votre régiment, occupez-vous beaucoup du cheval et de la manière de s'en servir; causez-en avec les officiers expérimentés et montez avec eux si vous le pouvez ; efforcez-vous d'acquérir un niveau suffisant pour qu'on puisse dire qu'à côté du vétérinaire il y a en vous un homme de cheval. Ce n'est qu'en pratiquant beaucoup le cheval, en vous initiant à tous les détails des petits soins qu'il réclame pour être de bon et durable service, que vous arriverez à le connaître, à l'aimer. Et croyez bien que vous serez pour lui un médecin d'autant meilleur que vous l'aimerez davantage. — Si vous êtes homme de cheval, vos notes s'en ressentiront, soyez-en sûr. Et puis, si, d'abord peu habile à monter, vous cherchez à apprendre auprès des officiers de votre régiment, on vous saura gré de votre désir ; peu à peu vous ferez des progrès et la confiance que vous inspirerez comme vétérinaire s'accroîtra d'autant.

Si vous montez bien, cela augmentera votre prestige aux yeux de tous ; mais soyez toujours modeste, ne vous targuez jamais d'être fort ;

faites simplement comme les autres, affrontez franchement une difficulté si vous vous en sentez capable, mais sans en tirer vanité.

Le cheval vous permettra de faire des connaissances agréables en dehors du cercle des officiers ; il aidera à vous créer de bonnes relations, pourra vous faire inviter aux chasses s'il y a des équipages dans le pays, etc., pourvu que vous agissiez toujours avec tact, et que vous soyez de bon ton.

Devoirs dans le service

Par dessus tout, le devoir vous prescrit, dans le service, la plus stricte exactitude, le zèle, le dévouement au métier, la soumission à vos chefs. Soyez sous ce rapport très exigeant vis-à-vis de vous-même.

Comme le plus jeune, vous devez toujours être le premier arrivé aux heures fixées pour les différents services, et, à ce sujet, une bonne recommandation à vous faire est, pour éviter les chances de retard, de prendre l'habitude d'arriver toujours cinq minutes en avance.

Suivez ponctuellement les indications, et conformez-vous aux ordres de votre chef immédiat ; soyez pour lui un aide dévoué, confiant dans son expérience, soumis à sa pratique médicale, tout en apportant le contingent de vos connaissances scientifiques à l'éclaircissement des faits d'observation, et en soumettant modestement les pratiques ou manières de faire qui vous sembleraient préférables à celles jusque-là usitées.

En dehors de la visite journalière de l'infirmerie que vous passerez avec votre chef, il pourra vous être confié certains détails du service (*visite de santé, visite des chevaux indisponibles*). — Soyez très ponctuel, accomplissez votre mission avec tout le sérieux, toute la conscience possible et en même temps avec discrétion, au début surtout.

Évitez de tenir trop de place, d'appeler l'attention sur vous en criant, en vous agitant outre mesure. Au contraire, faites sans bruit, mais faites bien ; chacun en sera plus satisfait et saura vous apprécier.

Dans les commencements, faites peu d'observations aux sous-officiers et cavaliers qui se trouvent sous vos ordres (*premier maître-maréchal, maréchal des logis d'infirmerie, brigadiers, maîtres-maréchaux, maréchaux ferrants, cavaliers employés à l'infirmerie, sous-officiers, brigadiers ou cavaliers qui conduisent les chevaux à la visites des indisponibles*). Attendez que vous connaissiez le caractère des hommes, leur valeur et les habitudes du régiment. Gardez-vous surtout de rien critiquer de ce qui se fait et d'y rien changer, même en invoquant le règlement dont vous n'avez peut-être pas encore saisi l'esprit dans tous les détails.

Et pour ce qui est du concours à attendre de vos subordonnés pénétrez-vous bien de ceci, à savoir : que le zèle de l'inférieur se règle sur celui du supérieur.

Soyez sobres de punitions, et apportez beaucoup de mesure dans leur application. Votre autorité est surtout appelée à s'exercer sur des hommes qui ont un métier (*maréchal ferrant*) choisi par eux, auquel ils sont attachés en général, et qu'ils font, par conséquent, avec goût, souvent avec plaisir.

Pour ces raisons, les fautes voulues sont moins fréquentes que de la part des soldats ordinaires. Avant de punir effectivement, il est donc indiqué de donner des conseils, d'éclairer le fautif sur ses devoirs, puis de le réprimander moralement, de stimuler son amour-propre par des reproches adressés à part ou devant les camarades suivant le cas.

Dans vos rapports de service avec les militaires de tous grades apportez beaucoup de complaisance et de liant. Toutes les fois que vous serez consulté par un officier pour un cheval appartenant à l'État ou sa propriété, montrez-vous empressé et pesez bien vos conseils ou allégations ; étayez-les sur une observation rigoureuse et donnez-leur la forme d'une interprétation raisonnée des faits. Mieux vaut remettre à un second examen votre jugement définitif, que de le porter à la hâte et quelque peu à la légère. Écoutez avec soin tous les renseignements que l'on voudra bien vous donner sur le cas pour lequel on vous consulte, sauf à en tenir le compte que vous commandent vos connaissances scientifiques et pratiques. Mais ne repoussez pas brutalement, soit des détails qui vous paraitraient peu significatifs sur les circonstances dans lesquelles s'est produit l'accident où s'est développée la maladie en cause, soit l'opinion qui pourrait être émise sur la gravité du mal, le remède à y apporter, etc... Acceptez au contraire tous les renseignements offerts, toutes les opinions émises, sauf à rectifier les erreurs d'interprétation, et, dans ce cas, sachez pardonner celles-ci et les oublier afin que, le cas échéant, vous puissiez à votre tour, compter sur la bienveillance et la discrétion des autres.

Toutefois, gardez-vous de pousser la complaisance jusqu'à la faiblesse ; que votre diagnostic et vos pronostics ne soient pas influencés au point de consentir un traitement qui vous paraîtrait irrationnel, dangereux ou seulement inutile, à moins qu'il ne s'agisse d'un cheval, propriété privée d'un officier, auquel cas vous pourrez dire que vous voulez bien essayer, mais sans prendre la responsabilité du résultat.

Un devoir impérieux est d'éviter de vous mettre en contradiction sur des questions de doctrine ou de médecine appliquée avec vos confrères, qui sont en même temps vos supérieurs dans le régiment. Si vous ne vous expliquez pas la portée d'un traitement institué ou d'un avis émis par le vétérinaire en premier ou en second, avant de manifester votre étonnement, demandez des explications : la plupart du temps celles qui vous seront fournies ouvriront à votre esprit des vues que le manque de pratique ne vous avait pas permis de saisir de prime abord.

Si des officiers vous consultent pour leurs chevaux, examinez-les, mais priez ces messieurs de permettre que vous ne vous prononciez définitivement qu'après en avoir référé à votre chef de service. Vous devez agir ainsi non seulement par respect pour votre chef, mais parce que cela est prescrit par le règlement, qui rend le vétérinaire en premier seul responsable de tout le service. Nous ajouterons qu'une grande réserve à vos débuts vous évitera les ennuis d'insuccès ou manque de réussite que pourrait vous attirer le peu d'étendue de votre expérience. Dans l'accomplissement de vos devoirs, votre zèle peut se trouver en défaut et votre chef se voir dans la nécessité de vous punir. — « Soumettez-vous à la punition sans amertume, sans critique, sans commentaires, mais avec ce sentiment de discipline qui est du domaine de la dignité ; ne voyez qu'un intérêt de service dans l'acte de sévérité de celui qui vous punit. Si, sous l'empire d'un autre sentiment, vous lui témoigniez quelque rancune par votre attitude, ce serait ou d'un médiocre esprit ou d'un mauvais caractère ou d'une impressionuabilité généralement incompatible avec les épreuves du métier militaire.

« Soyez convaincu, du reste, que cette attitude laisserait votre chef complètement indifférent, et aurait l'inconvénient de vous faire retirer une bienveillance dont nous avons tous plus ou moins besoin comme subordonnés.

« Surtout ne cherchez jamais à atténuer une faute au prix d'un oubli de sincérité qui nuirait, auprès de vos chefs et de vos camarades, à votre propre considération. Si vous pensez que vous avez été puni injustement, la réclamation vous est permise (*Art.* 320 à 323 *du service intérieur*) ; mais, avant d'y avoir recours, vous devez toujours adresser respectueusement vos observations au chef qui vous a puni.

« Au sujet des ordres ou consignes donnés, gardez-vous, devant vos inférieurs, de réflexions improbatives qui, en nuisant à leur exécution et en déconsidérant l'autorité dont ils émanent, seraient une des plus graves atteintes à la discipline.

« Votre zèle doit se manifester par votre présence

continue. Donc, soyez dur à vous-même, surmontez les légères indispositions ; ne demandez la permission de manquer à un service que lorsque vous en aurez absolument besoin.

« Si une indisposition vous oblige à garder la chambre, rendez-en compte au lieutenant-colonel et à votre chef de service, par lettre — (*modèle* XVIII *du service intérieur*) ; c'est la forme que vous devez employer toutes les fois que, n'ayant pu voir votre supérieur, vous avez une demande ou un rapport à lui faire ; en pareille circonstance, ne prenez jamais un intermédiaire pour interprète : ce serait un manque de convenance (1). »

Il va de soi, d'ailleurs, que les lettres à vos supérieurs — (*officielles et officieuses*) — doivent toujours être très courtes ; les premières seront strictement conformes au modèle réglementaire ; les secondes, plus ou moins brèves, auront la forme de la correspondance privée et se termineront par une des formules de salutation usitées dans les différents cas et indiquées au premier chapitre.

Lorsque vous serez chargé de diriger une partie du service — (*visite de l'infirmerie, des indisponibles*, etc.), — si votre chef de service, le chef de corps ou le chef d'escadrons de se-

(1) *Conseils à un jeune officier sortant de Saint-Cyr.*

maine, qui a la surveillance de l'infirmerie, se présente, vous irez à quelques pas au-devant de lui pour le saluer et lui donner les renseignements qu'il pourrait vous demander. Vous reviendrez à votre occupation lorsque vous y aurez été invité ou après le départ du chef.

Enfin, un devoir qu'il est bon de vous répéter est celui-ci : soit dans le monde, soit dans les réunions d'officiers, n'oubliez pas d'aller saluer vos supérieurs.

L'instruction générale et professionnelle dont vous avez fait preuve depuis votre admission comme aide-vétérinaire stagiaire; les soins apportés à votre éducation militaire pendant votre stage à l'École de cavalerie, l'enseignement pratique qui vous a été donné à cette école, vous ont mis à la hauteur de toutes vos obligations.

. . . .

Entrez donc dans votre régiment avec confiance, mais avec une confiance modeste, réservée, réfléchie, vous attachant à ne produire votre zèle que par une grande ponctualité et une grande bonne volonté. Plus tard vous arriverez, après avoir beaucoup observé, à prendre l'initiative qui sera dans le devoir de votre situation et de votre grade.

FIN

TABLE DES MATIÈRES

ARRIVÉE AU CORPS

Pages.

DEVOIRS

Angers. — Imprimerie A. Burdin et Cie, rue Garnier, 4.

www.ingramcontent.com/pod-product-compliance
Lightning Source LLC
La Vergne TN
LVHW012012160826
845678LV00002B/797

* 9 7 8 2 3 2 9 6 7 3 7 7 6 *